AF582355

Philosophie Ethnographique

Comme quoi

L'homme ne descend pas du Singe mais de l'Oiseau

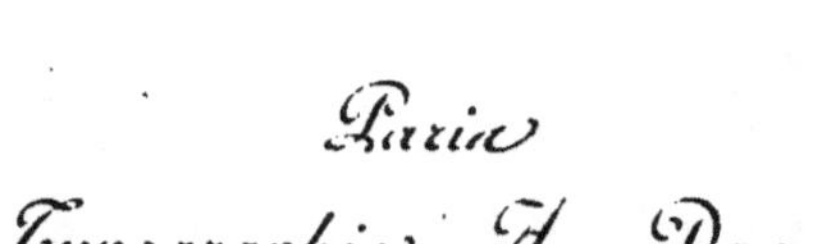

Paris
Typographie A. Davy
—
1900

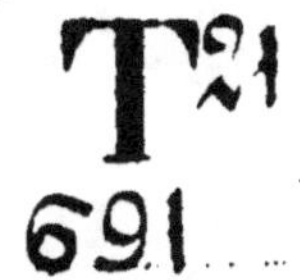

Philosophie Ethnographique

Comme quoi

L'homme ne descend pas du Singe mais de l'Oiseau

Paris
Typographie A. Davy

1900

COMME QUOI

L'HOMME NE DESCEND PAS DU SINGE

MAIS DE L'OISEAU

« Personne, en Europe du moins, n'ose plus soutenir la création indépendante et de toutes pièces des espèces. »

(C. Vogt. *Disc. à l'Institut national genevois*, 1869).

On a dit et on a écrit, avec un luxe apparent de preuves, que l'homme tire son origine du singe. Pour des raisons particulières, nous avons jusqu'ici gardé le silence sur cette question, qui a tant flatté l'amour-propre simien.

Qu'il nous soit permis, tout en respectant des idées que nous ne partageons pas, — et pour cause, — d'émettre notre opinion dans ce grand débat scientifico-philosophique, et de donner à l'homme une origine plus élevée, plus céleste.

I

L'oiseau est le prototype de l'homme.

Les preuves anatomiques et physiologiques abondent, et c'est l'étude de l'œuf de l'oiseau qui nous a fait connaître l'œuf humain et notre première origine: *Omne vivum ex ovo.*

La constitution de l'oiseau est plus parfaite que celle de l'homme ; car l'homme est organisé pour la vie terrestre seulement, tandis que l'oiseau peut vivre dans ce que les anciens appelaient les quatre éléments,—l'air, la terre, l'eau et le feu.

Au point de vue pathologique, les maladies de l'oiseau sont bien moins nombreuses que celles de l'homme, ce qui prouve la supériorité de son origine et de sa constitution. Quant à la longévité, si nous exceptons Mathusalem et les patriarches, nul homme ne possède la longévité de certains oiseaux.

L'oiseau chante, parle, vole, marche, nage, ce que ne peut faire qu'en partie, du moins, le singe ou l'homme.

L'oiseau chante naturellement : l'homme ne chante que par la culture et par l'étude.

L'oiseau parle ; il a sa langue à lui ; elle est universelle. La langue de l'homme varie selon les pays, selon les nationalités. Le perroquet, la pie imitent notre langage beaucoup mieux que nous n'imitons celui des oiseaux.

L'oiseau vole ; l'air est son élément. L'homme a essayé quelquefois de voler : Dédale et Icare ont appris à leurs dépens ce qu'il leur en a coûté.

L'homme nage par artifice. Parmi les oiseaux, il en est qui constituent la classe des palmipèdes et dont la vie se passe autant et plus dans l'eau que sur la terre ou dans l'air.

Une race d'oiseaux, aujourd'hui disparue, pouvait vivre dans le feu. Dans la race humaine

.....cet heureux phénix est encore à trouver

L'oiseau construit ses nids, les pare aussi bien que le feraient nos plus habiles architectes.

L'homme marche et court; mais pourrait-il jamais égaler en vitesse certains oiseaux, tels que l'autruche ?

Ce sont les oiseaux qui nous ont appris le chant, la construction ; ils ont enseigné aux navigateurs à se guider sur les mers: quelques uns d'entre eux savent prévoir le mauvais temps ou le beau temps,mieux que nos plus savants astronomes. Ils ont l'instinct d'un Etre supérieur, — qui pour eux est le soleil,— dont ils saluent par leurs chants le lever et le coucher. C'est, on le sait, un privilège que ne possède aucune race animale.

L'oiseau a de commun avec l'homme l'amour de la patrie. Nous tairons les migrations de certaines espèces ornithiques, pour ne rappeler que le patriotisme des oies qui ont sauvé Rome.

Si nous voulons chercher des arguments dans la philologie, nous trouvons que, par suite de la transmutation des espèces, beaucoup d'oiseaux nous ont laissé leurs noms, tels que : Pigeon, Chapon, Perdrix, Caille, Merle, Pierrot, Martinet, Rossignol, Lecoq, etc.

Les proverbes — qui sont la sagesse des nations — viennent encore à l'appui ds notre thèse. D'un homme qui n'a que la mémoire des mots, on dit que c'est un perroquet. On dit : rapace comme un vautour,— vaniteux comme un paon,— laid comme un hibou, - chanter comme un rossignol,— s'aimer comme des tourtereaux, - avoir une tête de linotte,—être bête comme un dindon, etc.

La divinité elle-même, dans l'un de nos grands mystères, a pris la forme d'un oiseau.

Les anges seuls,que *terreni non hebetant artus*, ont conservé des ailes.

On dit que les amours en possèdent aussi.

Ce sont les changements de mœurs, de vie, de climat, d'habitude, c'est le *grand combat pour la vie* qui ont amené peu à peu la modification des appendices pectoraux, et qui, des ailes de nos ancêtres, ont fait les bras de l'homme.

Il est un grand problème qui a divisé et préoccupé les savants des temps modernes. Y a-t-il unité ou pluralité des races humaines ? Les anthropologistes croient à l'unité : les Darwinistes croient à l'origine simienne. Comment les uns et les autres expliquent-ils la présence de l'homme dans le nouveau monde ? Cette explication trouve un argument sans réplique dans l'origine ornithique de l'homme.

C'est de nos ancêtres les oiseaux que nous avons conservé les exemples de fidélité conjugale, l'amour des voyages, l'amour de la patrie, le goût de l'architecture, l'invention des clystères, etc.

Nous trouvons dans la taxonomie ornithologique de Cuvier les caractères bien tranchés de notre espèce humaine, caractères qui se sont conservés avec leurs traits distinctifs.

Nous pourrions retrouver ces caractères dans toutes les classes de l'humanité. Pour ne pas nous égarer dans des considérations trop générales, prenons, par exemple, le monde médical, et il nous sera facile d'y retrouver des représentants de nos ancêtres les oiseaux, sans avoir besoin de recourir aux élucubrations hypothétiques de Pythagore sur la métempsycose, ou d'Allan Kardec sur le spiritisme, toutes deux relatives à la transmigration des âmes.

II

Cuvier divisait les oiseaux en six ordres : les *Rapaces*, les *Passereaux*, les *Grimpeurs*, les *Gallinacés*, les *Echassiers*, les *Palmipèdes*.. Nous retrouvons cette classification dans le monde médical.

Les *Rapaces* ou *carnassiers*, divisés en *diurnes* et en *nocturnes*, constituent une classe nombreuse. Ce sont des oiseaux puissants et magnifiques, parmi lesquels l'aigle tient le premier rang. Ils planent par la vigueur de leurs ailes dans les régions les plus élevées. Ils sont doués d'une grande force de volonté, d'une grande activité. Ils habitent dans tous les pays populeux, dans l'ancien monde comme dans le nouveau, la ville plus que la camprgne : ils travaillent le jour et la nuit. Chez quelques-uns, la force musculaire est considérable : chez d'autres le système nerveux prédomine. Il en est qui sont très friands, se nourrissent de vertébrés à sang chaud. Les goûts spéciaux de quelques espèces leur font rechercher plus particulièrement tel ou tel aliment, tels que les yeux, les oreilles, la peau, les parties génitales, etc. Ils habitent généralement un beau nid, et aiment à parer leur plumage de petites faveurs de soie rouge, bleue, jaune, etc., etc. Dans cet ordre sont les *utérophiles* ou *métrophiles*, les *mastophiles*, les *odontophiles*, etc.

Les *Passereaux* constituent la majorité des oiseaux : c'est l'ordre le plus nombreux. La taille est différente ainsi que le plumage, qui varie du noir au jaune clair. Ils ont les mœurs douces ; quelques-uns cependant sont batailleurs. On les subdivise en plusieurs groupes. Ils sont remuants, s'apprivoisent facilement. Presque tous sont monogames, la plus part d'une grande fidélité conjugale-quoique très érotiques. Les uns sont criards, les autres sont chanteurs. En général, ils sont assez triands. C'est dans cette ordre que sont classés les *diarii*, qui sont les chanteurs journaliers du monde ornithique. En vieillissant ils perdent de leur vivacité; leurs plumet tombent ou changent de couleur; leur bec est moins aigu. Ils ne sont pas difficiles à mettre en cage. D'autres se nourrissent plus spécialement de petits vers ou d'insectes, qu'ils trouvent entre les feuillets des vieux livres : ils ont la vue courte, le plumage négligé, l'estomac médiocre, vivent de peu et avec peu ;

leurs mœurs sont en général assez douces. Quelques-uns cependant, produits hybrides de la linotte et du moineau, ayant la légèreté de l'une et la salacité de l'autre, vont becquetant à tort et à travers. Ils sont en général médiocrement productifs : c'est une variété peu nombreuse et qui tend à disparaître. C'est parmi cette variété qu'on rencontre la petite tribu des *bibliophilaces*.

Les *Grimpeurs* ont le bec robuste. Cet ordre comprend des oiseaux très divers, rangés un peu artificiellement. Ils sont monogames et s'unissent volontiers avec les femelles des autes ordres. Ils ne volent pas bien, mais grimpent facilement, et ils peuvent par ce moyen s'élever à des hauteurs prodigieuses. Ils apprennent à parler, à réciter de longues tirades avec une merveillense facilité.

Les *Gallinacés* sont répandus sur presque toute la surface du globe ; ils vivent sur le sol, dans les plaines riches en herbages. Ils sont bons coureurs, braves, bardis; ils aiment à entendre la musique guerrière, suivent volontiers les soldats. Il est une variété qui ne dédaigne pas le changement de pays; elle a la crête rouge frangée d'or, le plumage brillant, bleu, rouge et or ; elle est moins reproductive que l'ordre précédent. Son plus beau représentant est le *Iatros cristatus militaris*. Elle a beaucoup d'analogie avec une autre variété plus voyageuse, que les naturalistes ont désignée sous les noms de *Iatros cristatus aquaticus*, dont le plumage est bleu et or et la crête bleue, bordée d'or et de grenat.

Les *Echassiers* ont le cou long et grêle, le bec allongé, les jambes grandes et maigres ; ils sont taillés pour la course, sont assez voraces, aiment le gras et le maigre, la chair et les légumes. Ils sont monogames et souvent très productifs : ils se construisent des nids grossiers. Cet ordre comprend d'assez nombreuses variétés. On y trouve la cigogne (*Ciconia doctissima*) qui a inventé les clystères. Beaucoup d'échassiers habitent la campagne, font de longues courses en s'appuyant quelquefois sur un bâton, comme certaines espèces simiennes.

Les *Palmipèdes* sont des oiseaux aquatiques qui vivent dans l'eau, sur l'eau et par l'eau. Ils sont en général monogames, aiment peu leurs semblables qui habitent leurs parages, mais ils sont affables et hospitaliers pour les autres oiseaux. Ils ont le plumage luisant, soigné, la voix belle, l'estomac bon ; les uns sont gros, les autres sont maigres : beaucoup se reconnaissent à une petite faveur rouge ou multicolore qui agrémente leur plumage. Il y a de nombreuses variétés, parmi lesquelles on distingue les *urinatores*, les *gastérophiles*, les *bronchophiles*, les *dermatophiles*, les *neurophiles*, etc. Il faut une grande habitude pour distinguer à première vue ces différentes variétés, qui constituent une des grandes classes et, après les rapaces, une des plus brillantes de l'ordre des oiseaux.

Nous ne pousserons pas plus loin cette étude ; mais en résumant les pages qui précèdent, on voit que nous avons laissé de côté toute idée métaphysique et que c'est dans les sciences exactes que nous avons cherché tous les arguments en faveur de la thèse que nous soutenons. L'anatomie, la physiologie, la philologie, la géographie, l'histoire naturelle sont des témoins dont les dépositions sont irréfutables. Nous avons établi l'ancienneté et la supériorité de l'oiseau, et nous croyons avoir prouvé scientifiquement l'origine ornithique de l'homme.

C. Q. F. D.

Dr Ornithophilos.

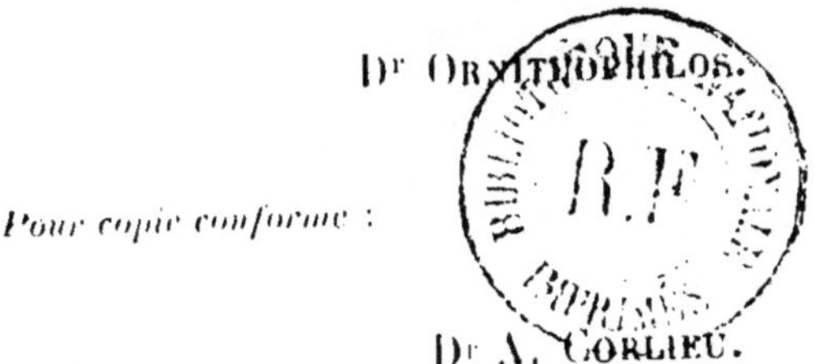

Pour copie conforme :

Dr A. Corlieu.

www.ingramcontent.com/pod-product-compliance
Lightning Source LLC
LaVergne TN
LVHW050516160826
845677LV00003B/1165

* 9 7 8 2 3 2 9 6 3 4 1 3 5 *